DE LA
MÉNINGITE CÉRÉBRO-SPINALE
ÉPIDÉMIQUE,

et particulièrement

DE LA NATURE DE CETTE MALADIE,

PAR

LE Dr ALEX. MAYER,

Membre correspondant de l'Académie royale de médecine de Madrid, de la Société de médecine pratique de Paris, de la Société medico-pratique de la même ville, des Sociétés médicales de Lyon, de Bordeaux, de Besançon, de Dijon, du Haut-Rhin, de la Société d'emulation du Doubs, etc

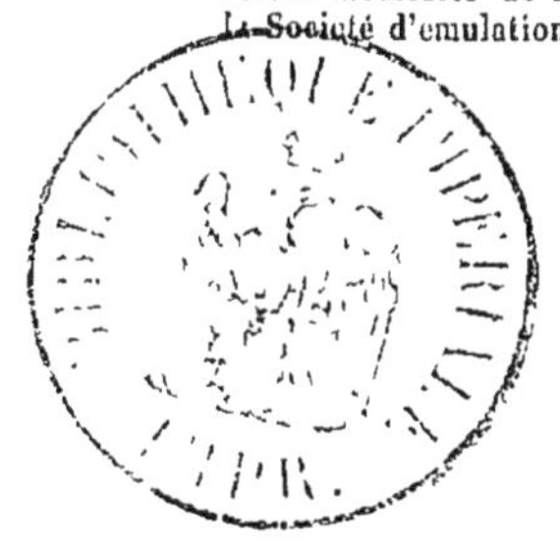

« Medici nihil prodesse ægrotantibus possunt, si morborum causas ignorant. »
(POLYBE.)

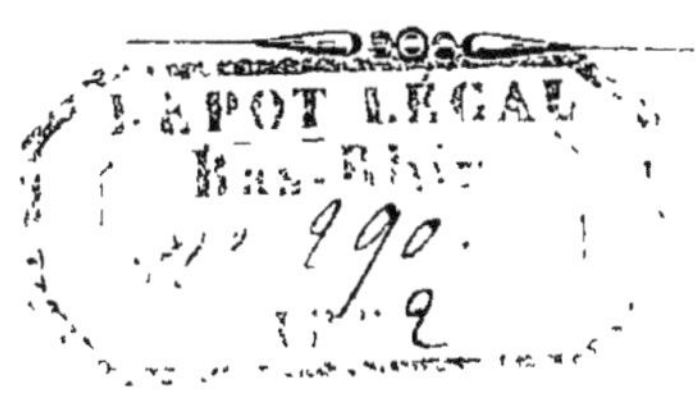

PARIS,

J. B. BAILLIÈRE, LIBRAIRE DE L'ACADÉMIE DE MÉDECINE,

rue Hautefeuille, 19.

1852.

STRASBOURG, IMPRIMERIE DE G. SILBERMANN.

DE LA

MÉNINGITE CÉRÉBRO-SPINALE

ÉPIDÉMIQUE.

AVANT-PROPOS.

Il est une maladie dont l'origine est pleine d'obscurité, qui, dans ces derniers temps, a régné épidémiquement dans différentes contrées de la France et qui présente ce caractère étrange de ne sévir avec quelque rigueur que sur les militaires agglomérés en garnison, et de ne choisir même ses victimes que parmi les simples soldats presque exclusivement.

Je veux parler de la *méningite cérébro-spinale.*

La mortalité relative à laquelle cette affection donne lieu la rapproche des fléaux les plus terribles, et on peut dire que, sous ce rapport, elle ne le cède en rien au choléra asiatique.

C'est dans les hôpitaux militaires auxquels j'étais attaché autrefois que j'ai pu observer plusieurs de ces épidémies. Dans ces jours de calamité nous déplorions, mes collègues et moi, l'incertitude des ressources thérapeutiques dont l'art pouvait disposer, et l'inanité de nos efforts pour diminuer la proportion de nos échecs. Mais bientôt j'acquis la conviction que ces fâcheux résultats tenaient à ce que nous n'avions que des notions erronées sur la maladie qui déjouait aussi opiniâtrement tous nos calculs et toutes nos espérances. C'est pourquoi j'ai pris la plume. Non pour ajouter une page inutile à l'histoire déjà si étendue de la méningite, ni pour répéter ce que d'autres avant moi ont surabondamment exposé sur ses causes, ses symptômes ou son traitement. Si je touche à ces divers sujets, ce ne sera qu'incidemment. Mon but principal est de déterminer la nature de cet état morbide; persuadé qu'en traitant ce point de vue en apparence restreint, je servirai la science et l'humanité par les conséquences pratiques qui découleront de mon travail.

Conformément aux tendances dominantes de notre époque, si les faits relatifs à la maladie qui nous occupe ont été analysés et décrits avec un soin qui touche à la minutie, nulle part, par contre, on ne rencontre la moindre idée générale, ni la plus légère induction sur ce qui constitue son cachet essentiel.

Au lieu des incertitudes et des contradictions que les auteurs se plaisent à signaler dans les allures du génie épidémique, au lieu des bizarreries qui déroutent l'observateur, essayons d'isoler les conditions diverses dans lesquelles se produit la maladie, et, par ce moyen, nous nous assurerons que toutes elles conspirent à réaliser une fonction pathologique dont les phases et les résultats peuvent être prévus.

Pour arriver à cette synthèse par les voies les plus logiques, je ne me contenterai pas de rechercher les caractères les plus saillants de la méningite cérébro-spinale qui s'est montrée de nos jours, pour en établir la signification; mais je tâcherai de rendre ma démonstration plus rigoureuse encore, en jetant un coup d'œil rétrospectif sur les épidémies dont nos devanciers nous ont transmis la relation et qu'on s'accorde à regarder comme des manifestations de la même maladie.

La vérité de ma thèse ressortira victorieusement de la

considération des causes sous l'empire desquelles toutes ces épidémies se sont déclarées, et, dans cette étude de la plus haute portée, au lieu de m'étayer sur ce que m'a appris mon expérience personnelle, je préfère emprunter mes preuves les plus décisives aux témoignages des auteurs dont les écrits font autorité en cette matière.

Je crois fermement être arrivé à la détermination de la cause prochaine de la méningite, être en mesure d'expliquer son mode d'action sur l'économie, le processus qu'elle suit dans le développement de ses symptômes et la fatale prédilection qu'elle affecte pour une classe d'hommes spéciale et circonscrite dans les limites les plus étroites.

En un mot, ce mémoire est consacré à démontrer la proposition que voici :

La méningite cérébro-spinale épidémique est une inflammation DE NATURE RHUMATISMALE des enveloppes du cerveau et de la moelle, qui ne diffère que par son siége des affections connues sous les noms de pleurite, de péricardite, d'arthrite, etc., et qui règnent concurremment avec elle.

Les discussions théoriques, voire même les hypothèses dans certaines conditions, ne sont point aussi stériles que l'imaginent de prétendus esprits positifs qui n'ont d'yeux et d'oreilles que pour les vérités tangibles et ne se soucient nullement de ce qui ne tombe pas matériellement sous les sens. Si la constatation pure et simple du fait accompli devait être le dernier terme de nos investigations, et si, au-dessus de l'*observateur*, il n'y avait pas le *penseur*, les matériaux ne tarderaient pas à encombrer la route du progrès au lieu de servir à l'édification de la science par la déduction des principes généraux qu'ils contiennent en germe. Je ne désespère pas d'ailleurs de faire aboutir mes élucubrations à des applications pratiques immédiates, ainsi que je l'ai déjà fait pressentir.

§ 1er. *Historique.*

Ozanam (*Hist. des mal. épid.*) décrit une épidémie d'encéphalite qui, *à la suite d'un hiver rigoureux*, sévit en Silésie, en 1555, et se combina, en 1557 et 1559, aux *fièvres catarrhales* qui régnaient dans toute l'Europe. Le même auteur mentionne encore une autre épidémie de maladie de l'encéphale qui sévissait en 1616, et qui, bien que différant sous quelques rapports de celle qui fait l'objet de ce mémoire, avait cela d'analogue avec elle, qu'elle s'était déclarée principalement *dans les armées françaises.*

Vieussens (*Journ. de méd.* de Corvisart, Leroux *et* Royer, t. XI, p. 164) cite une épidémie de méningite qui désolait Genève en 1805. *Survenue à la fin d'un hiver très-froid, elle s'éteignit à l'apparition des premières chaleurs. Les jeunes gens au-dessous de trente ans sont les plus maltraités.* Une remarque importante à faire, c'est que, pendant la durée de cette épidémie, la mortalité générale n'a pas augmenté. Ainsi, du 10 février au 10 mai, elle avait été de 218 en 1803, de 249 en 1804, et, en 1805, durant le même laps de temps et malgré l'existence de l'épidémie, elle ne dépassa pas le chiffre de 235. La même chose s'observe à notre époque, comme nous le verrons plus tard.

L'épidémie de Versailles, en 1839, a débuté, au rapport de M. Faure-Villar (*Recueil de méd. milit.*, t. XLVIII), *dans les premiers jours de février. Aucun cas n'a été signalé dans la population civile*, alors que la garnison en a fourni 154 du 4 février au 15 juillet. *Les jeunes soldats arrivés depuis peu aux corps figurent dans ce nombre pour un chiffre de 105 malades.* Le 18e léger, qui fut le plus maltraité, perdit à lui seul 48 hommes, dont 43 *recrues*.

A l'hôpital de la marine de Rochefort, la même maladie apparut *le 15 décembre 1848 et ne cessa que dans le mois de mars 1839*.

C'est également *à la fin de 1839 et dans les premiers mois de 1840*, c'est-à-dire *pendant l'hiver*, que la première épidémie de méningite s'étendit sur la garnison de Metz (GASTÉ, *Mém. de méd. milit.*).

L'année suivante, exactement à la même époque (*l'hiver de 1840-1841*), éclata l'épidémie de Strasbourg, qui fut très-meurtrière (TOURDES).

M. LAVERAN, historien d'une épidémie subséquente (*Relat. d'une épid. de méning. céréb.-spin.* Metz 1849), confirme de tous points les remarques qui précèdent quant à l'époque de l'année où cette maladie a coutume de se montrer dans toute sa violence, et ajoute qu'*elle ne modifie en rien le cours des affections ordinaires, non plus que la moyenne de la mortalité générale*; double analogie avec ce qu'on appelle *petites épidémies* ou constitutions saisonnières.

Le même auteur, pour mettre en relief l'influence manifeste du froid et de l'humidité sur la production de la méningite, a dressé un tableau curieux de la marche de cette maladie observée à l'hôpital militaire de Metz. Le voici :

Début, le 7 décembre 1847.

Dans ce même mois, il y eut 15 cas.

En janvier 1848		—	27 —
En février	—	—	45 —
En mars	—	—	11 —
En avril	—	—	2 —
En mai	—	—	8 —
En juin	—	—	1 —

En juillet, août, septembre et octobre, pas un seul cas.

En novembre, la maladie reparaît et continue tout l'hiver suivant.

Enfin, M. LAVERAN constate que l'affection la plus commune pendant la même année a été *le rhumatisme articulaire* (*loc. cit.*, p. 65).

Si je résume à présent, des citations qui précèdent, les passages que j'ai cru devoir souligner, il en résulte que toutes ces épidémies de méningite ont de commun les caractères suivants :

1° De ne se produire que pendant les mois d'hiver;

2° De n'atteindre que les jeunes gens et, dans l'immense majorité des cas, que les soldats nouvellement incorporés;

3° Que la mortalité générale n'a pas augmenté pendant leur durée;

4° Que, de toutes les maladies ordinaires, celle qui a prédominé pendant ces épidémies, c'est le rhumatisme articulaire.

§ 2. *Critique des causes admises par les auteurs.*

Les causes occasionnelles de ces épidémies ont été diversement appréciées par les médecins qui ont voulu hasarder une opinion à cet égard.

Les uns y ont vu un effet de l'*encombrement* (Gasté). Les autres ont admis un *miasme* (Tourdes). Il en est enfin qui ont argué de la coexistence prétendue fréquente de la fièvre typhoïde pour y apercevoir une variété du *typhus*. Nous allons discuter la valeur de ces diverses hypothèses.

Et d'abord, l'encombrement. Pour réduire à néant cette influence, il suffira de faire remarquer que les casernes qui ont été envahies par la maladie, étaient occupées dès longtemps par le même nombre d'hommes, et quelquefois par un nombre plus grand, dans des localités où jusqu'alors la méningite était inconnue. Particulièrement à Metz, où *la maladie a débuté au moment où le chiffre de la garnison était dans la moyenne ordinaire, et d'où elle a disparu au moment où, par suite des appels des classes et de la réserve, il y a eu jusqu'à* 12,000 *hommes présents* (Laveran, *loc. cit.*).

Dans d'autres garnisons, des chirurgiens militaires ont certifié, par le cubage des chambrées, que l'aération était conforme aux prescriptions règlementaires.

D'ailleurs, comment expliquerait-on, en se rattachant à une cause aussi générale, la prédilection singulière qu'elle affecterait pour une partie seulement des personnes qui y seraient soumises, comme les recrues?

Il y a certainement là quelque chose qui choque la raison. D'un autre côté, si l'affection était due à une cause accidentelle et toute locale, il ne serait pas arrivé, sans doute, que, comme on l'a observé presque toujours, des cas isolés et rares se fussent produits en même temps dans la population civile.

Je n'insisterai pas davantage sur ce point

La supposition d'un miasme aurait-elle plus de vraisemblance? Je ne le crois pas; voici pourquoi:

1° Les maladies *miasmatiques* sont généralement et forcément contagieuses ou infectieuses[1]. Toujours les individus contaminés vicient l'atmosphère confinée dans laquelle ils vivent, soit par le fait de l'exhalation pulmonaire, soit par la perspiration cutanée, soit enfin par leurs déjections. S'il existait réellement pour la méningite un principe morbifique matériel *sui generis*, capable, sauf quelques immunités, de transmettre de l'homme malade à l'homme sain le germe de cette affection, comment se ferait-il qu'il ne fût pas mentionné un seul cas authentique de contagion dans les salles des hôpitaux où nulle précaution n'a été prise pour isoler les méningites des autres maladies. Or, de l'aveu de tous les auteurs, jamais on n'a vu l'épidémie se propager par cette voie.

Cette objection me paraît péremptoire et elle suffirait seule à ruiner la théorie de M. TOURDES. Mais en voici

---

[1] On m'opposera peut-être la *fièvre intermittente* paludéenne qui n'est point contagieuse, quoique due évidemment à un miasme. Je répondrai en distinguant les miasmes en *végétaux* et *animaux*, ceux-ci seuls constituent des germes fermentiscibles capables de s'assimiler à la masse des humeurs et d'engendrer des foyers de contagion par les effluves qui s'échappent des malades. Les produits gazeux qui s'exhalent de la décomposition des substances animales, lorsqu'ils sont absorbés par des organismes vivants, et donnent lieu à des réactions, déterminent des maladies *toujours* transmissibles d'individu à individu, soit par voie de contact, soit par infection. Les émanations des détritus végétaux n'ont pas cette propriété d'une manière aussi absolue. Ceci réservé, je maintiens la loi que j'ai formulée touchant les *affections miasmatiques*.

une autre dont la valeur n'est peut-être pas moindre. Ainsi :

2° La particularité qu'offre la méningite de ne sévir que sur une fraction infiniment restreinte d'individus vivant au milieu de beaucoup d'autres et partageant avec eux les mêmes conditions de logement et d'alimentation, ces deux réceptacles principaux de la plupart des causes pathogéniques, cette particularité, dis-je, ne saurait en aucune façon se concilier avec l'idée étiologique du miasme.

Parmi les épidémies qui choisissent leurs victimes, celles qui ressemblent davantage à la méningite, sous cet unique rapport, bien entendu, sont les exanthèmes fébriles qui, au milieu de populations agglomérées, s'attaquent avec une préférence presque constante à l'enfance : par exemple, la rougeole et la scarlatine, qu'on peut considérer d'ailleurs comme des types d'affections miasmatiques. Mais il est aisé de voir que cette analogie n'est qu'apparente. En effet, le funeste privilége qui, dans ces conjonctures, pèse sur le premier âge, s'explique par ce fait, que les maladies en question sont de celles qui communément ne se contractent qu'une fois dans le cours de l'existence. On pourrait croire qu'il y a assez d'une seule atteinte de modificateurs aussi puissants que ces miasmes, pour épuiser d'un coup, par leur impression sur la matière vivante, la sensibilité organique en vertu de laquelle ils ont été absorbés une première fois. S'il arrive, en dehors de ces cas particuliers, qu'une affection miasmatique épargne certains organismes placés dans sa sphère d'activité, on peut supposer qu'ils sont *actuellement* réfractaires, sans qu'on soit autorisé pour cela à rien préjuger pour l'avenir.

Les enfants qui se soustraient aux fièvres éruptives dont je viens de parler sont en bien petit nombre. C'est pourquoi, parvenus à l'âge adulte, ils ont payé leur tribut et sont invulnérables à une *contagion* nouvelle. Cette interprétation, qui n'a rien d'inadmissible, ne saurait être invoquée à l'endroit de la méningite. De sorte que l'anomalie que j'ai signalée plus haut subsiste tout entière.

Arguera-t-on des rares exemples de singularités du même genre qu'on trouve consignés dans les livres? Ainsi, évoquera-t-on l'épidémie de Bâle, qui, selon FABRICE DE HILDEN, n'attaquait que les nationaux, ou bien ce fait rapporté par DEGNER, que les Français et les israélites furent seuls préservés pendant l'épidémie dysentérique de Nimègue?

Mais les diversités qu'impriment aux conditions hygiéniques les différences de cultes et celles non moins grandes qui proviennent des habitudes nationales, ne sont-elles pas assez efficaces pour engendrer de semblables immunités?

Or, il n'en est pas de même de soldats vivant d'une vie uniforme et à peu près du même âge.

Voyons à présent si l'argument qu'on a voulu tirer de la coexistence de la méningite et de la fièvre typhoïde, pour en faire une variété du typhus, est mieux fondé.

A Metz, où la fièvre typhoïde entre pour 1/5 en moyenne dans les causes générales de mortalité, pendant le règne de la méningite, en 1848, elle n'a été que de 1/6. Une preuve qui sera plus concluante encore, contre la solidarité prétendue entre ces deux affections, va nous être fournie par M. LAVERAN. Ce praticien distingué, dont j'aime à invoquer le témoignage, parce que j'ai été à même personnellement d'en apprécier la haute valeur, établit comme suit les oscillations qu'il a observées entre les deux espèces pathologiques, durant l'espace d'une année :

Dans le 4e trimestre de 1847, sur un total de 258 maladies diverses, il y a eu 15 méningites et 20 fièvres typhoïdes.

Dans le 1er trimestre de 1848, sur un total de 403 malades, 83 méningites *et pas une seule fièvre typhoïde.*

Dans le 2e trimestre de la même année, sur 557 malades, 11 méningites et 29 fièvres typhoïdes.

Dans le 3e trimestre de la même année, sur 509 malades, 102 fièvres typhoïdes *et pas une seule méningite.*

Dans le 4e trimestre de la même année, sur 289 malades, 74 fièvres typhoïdes et 5 méningites.

Il est impossible de voir une assertion plus formellement démentie par la statistique que celle que je combats ici.

Après avoir réfuté des idées que je crois fausses, je vais maintenant tâcher de leur substituer une théorie rationnelle, qui s'accorde parfaitement avec les faits consignés dans les écrits et recueillis à toutes les sources; qui, de plus, a l'avantage de s'adapter sans efforts et sans artifices à l'interprétation de tous les phénomènes qui frappent les yeux et étonnent l'esprit de l'observateur dans l'étude de la méningite.

§ 3. *Des causes véritables de la méningite.*

a. La saison pendant laquelle se déclarent les épidémies de méningite, c'est *l'hiver*. Dès qu'apparaît le printemps, on voit le nombre des cas aller en décroissant, et quand les chaleurs commencent à devenir intenses, la maladie s'éteint, pour reprendre son cours quelquefois vers le retour des premiers froids. Cette proposition n'est infirmée par aucune exception, d'après ce que j'ai rapporté précédemment.

b. L'âge adulte, la profession militaire et la qualité de *recrue*[1] sont les conditions qui prédisposent le plus aux atteintes de cette maladie.

On sait que les mêmes causes déterminent les affections rhumatismales. Aussi remarque-t-on qu'elles règnent dans une grande proportion, concurremment avec la méningite. « L'affection la plus commune pendant la durée de l'épi« démie de Metz, dit encore M. LAVERAN, a été le rhu« matisme articulaire, dont nous avons observé 121 cas » (*loc. cit.*, p. 65).

Fréquemment on a vu ces états pathologiques se succéder l'un à l'autre chez le même sujet. Si l'inflammation abandonnait le cerveau pour se porter sur une ou plusieurs articulations, on ne pouvait méconnaître une véritable métastase qui sauvait habituellement la vie du malade. Si le contraire avait lieu, l'événement devenait funeste, à moins qu'on ne parvînt à ramener la phlogose à son siége primitif par des moyens appropriés, ou que la

---

[1] Voici comment se sont répartis 48 cas, relativement à la durée du service :

Ayant 3 mois de service.		10	cas.
»	de 3 mois à 1 an.	26	—
»	de 2 années	8	—
»	de 3 —	2	—
»	de 4 —	—	—
»	de 5 —	1	—
»	de 6 —	1	—
»	de 7 —	—	— (LAVERAN).

nature se chargeât de ce soin, comme on l'a observé quelquefois. Dans ces cas, il était permis de pronostiquer une guérison assurée.

Ici encore mon expérience est d'accord avec celle du savant professeur de l'hôpital d'instruction de Metz. Je cite textuellement :

« Deux de nos malades présentèrent pendant la conva-« lescence les symptômes d'un double épanchement arti-« culaire. Chez l'un d'eux, la terminaison avait été brusque « et en quelque sorte critique. »

« Un malade atteint d'arthrite des genoux et des pieds « fut pris, le troisième jour de son séjour à l'hôpital, de « tous les symptômes de la méningite » (*ibid.*).

En raison de telles et de si nombreuses analogies, je me crois autorisé à conclure que la méningite est de nature rhumatismale et ne diffère que par son siége anatomique, les membranes du cerveau et de la moelle, de l'inflammation du même genre des autres séreuses.

Je vais d'ailleurs aborder la justification de cette idée spéculative en la soumettant au creuset de l'analyse.

§ 4 *Explication des phénomènes de la méningite, considérée comme affection rhumatismale.*

« On désigne sous le nom de *rhumatisme* toute affec-« tion dont l'essence consiste en ce qu'elle est produite et « entretenue par la suppression ou le trouble de la fonc-« tion cutanée, par une âcreté séreuse qu'engendre le dé-« faut d'activité de cette sécrétion » (HUFELAND, trad. de JOURDAN, 2e éd., p. 174).

J'ajouterai que la cause qui y donne lieu le plus généralement est un état hygrométrique de l'air tel, que ce fluide est saturé d'humidité et ne permet plus à la perspiration cutanée de s'évaporer. D'où il résulte que des matériaux excrémentiels suranimalisés sont retenus dans l'économie, vicient le sang et sollicitent une réaction éliminatrice.

Le catarrhe et le rhumatisme sont sous la dépendance de la même constitution atmosphérique. La première de ces deux dénominations s'applique aux cas où le travail pathologique s'effectue par les membranes muqueuses. La seconde est réservée aux cas où le principe morbifique s'est concentré sur les muscles, les ligaments, les séreuses, etc., et tend à y épuiser son action.

L'un des caractères prédominants du rhumatisme est, d'après Hufeland, « de s'accompagner d'un accroissement de l'exsudation séreuse dans le tissu cellulaire.»

Il n'entre pas dans mon plan de m'étendre sur les autres symptômes connus de tout le monde.

Or, j'ai surabondamment constaté l'influence de la saison froide et humide sur le développement de la méningite.

D'autre part, les nécroscopies ont révélé, avec une constance qui ne s'est jamais démentie lorsque la maladie avait eu le temps de parcourir ses périodes, des épanchements abondants d'un liquide séro-purulent dans la cavité arachnoïdienne, et deux fois sur trente M. Laveran a rencontré des flocons pseudo-membraneux d'aspect purulent.

A l'encontre de ce qui se passe ordinairement dans les phlegmasies des séreuses, le sang tiré de la veine n'est pas recouvert de couenne dans la méningite, si ce n'est dans un très-petit nombre de cas. «S'il existait une couenne,

« dit M. Tourdes, elle était mince et se bornait le plus « souvent à une simple irisation de la surface supérieure « du caillot » (*Hist. de l'épid. de méning. cérébr.-spin.* 1842, p. 159).

Ce phénomène, que j'ai eu occasion de vérifier maintes fois, trouve son explication dans l'absence de réaction fébrile et peut-être aussi dans la lésion si profonde de l'hématose, qui résulte du défaut d'action des centres nerveux sur le cœur et les poumons. En effet, dans les formes graves de la méningite, *le pouls est ralenti et la peau est plus fraîche que dans l'état normal*. Les mouvements respiratoires sont courts, sans amplitude, mais d'une fréquence exagérée.

Le mécanisme par lequel survient la mort est l'asphyxie. On trouve, à l'autopsie, les bronches et la trachée remplies de muco-pus, parce que, dans les derniers instants de la vie, les malades n'ont pu ni tousser, ni expectorer.

La durée moyenne de la méningite de Metz, en 1848-1849, a été de cinq jours pour les cas mortels, le maximum de trente-cinq jours, et le minimum de douze heures.

La rapidité avec laquelle se termine cette maladie terrible, le peu d'heures qui s'écoulent quelquefois entre l'invasion et le moment du péril, tient à l'extrême importance de l'appareil affecté. Sa léthalité excessive, de 60 à 62 pour 100 dans les hôpitaux de Strasbourg, de Versailles, de Rochefort et de Metz, s'interprète par les mêmes considérations de siége.

Pourquoi, demandera-t-on maintenant, les épidémies de méningite ne sévissent-elles que sur les militaires, et les autres classes de la société n'en sont-elles pas tributaires? La réponse est des plus simples. C'est parce que, sous l'influence d'une constitution catarrhale, le peuple, selon les conditions d'existence propres à chacun, est atteint, qui de bronchite, qui de coryza, qui d'angine tonsillaire, etc., ou bien de rhumatisme articulaire, de pleurite, de péricardite, etc., affections qui toutes pullulent à certaines époques de l'année. La diversité de ces manifestations pathologiques émanant d'une cause unique, le froid humide, n'étonne point lorsqu'on songe aux innombrables différences qui, dans les carrières civiles, séparent les individus aux points de vue de la profession, de l'état de fortune, du régime, du logement, du vêtement et enfin de tout ce qui représente la matière de l'hygiène.

Au lieu de cela, qu'on considère l'uniformité de vie, je dirais presque le niveau qui pèse sur cette partie de la population que la loi appelle chaque année sous les drapeaux, et on y trouvera la raison de l'*imminence morbide* propre à ces jeunes gens, qui passent en quelque sorte et sans transition aucune de l'état d'individu à celui d'être collectif et ne conservent de leur condition antérieure que le privilége du *moi* psychologique, l'inviolabilité de la pensée.

Résumons sommairement les nombreux points de similitude qui rapprochent si étroitement à leur arrivée aux corps les recrues d'un même contingent :

Exténués par les fatigues d'une longue route, condamnés aux pénibles épreuves des premiers mois de l'éducation militaire, obligés de se soumettre à toutes les particularités d'une vie toute nouvelle, sévère et réglée, les jeunes soldats sont tenus d'opposer à ces causes de trouble dans la santé une force de résistance vitale suffisante. Mais, en outre, il se joint, pour le plus grand nombre, à tant de changements auxquels il faut se façonner, des peines du cœur, des regrets cuisants et tous les tourments d'une séparation récente.

N'y a-t-il pas là, je le demande à l'esprit le plus difficile à convaincre, tous les éléments d'une étiologie spéciale, et, pour ceux qui en sont justiciables, une source de dangers qui peut rivaliser avec la profession la plus léthifère?

N'oublions pas la prédisposition aux affections aiguës qui naît, pour ces mêmes hommes, de leur âge (vingt à vingt et un ans) et de leur constitution plus ou moins robuste, mais généralement assez forte pour ne pas entraîner leur exemption du service.

Il est aisé, d'après cela, de déduire, des données qui précèdent, les causes véritablement déterminantes de la méningite cérébro-spinale.

A peine rendu à sa destination, le jeune soldat est exercé au maniement de l'arme, à l'équitation, etc., alors que les anciens, plus avancés dans leur instruction, sont dispensés des manœuvres pendant la mauvaise saison. Sous la direction de quelques chefs de corps, les recrues sont conduites à l'exercice quelque temps qu'il fasse. S'il fait sec, ce sera en plein air; s'il pleut, ce sera dans les corridors des casernes. Dans l'un et l'autre cas, les inconvénients sont les mêmes, parce que, soit dans de vastes plaines non abritées, soit sur des sommets élevés, exposés à tous les vents, soit enfin dans ces couloirs longs et étroits qui séparent les chambrées et où se jouent les courants d'air, les hommes sont alternativement couverts de sueur et transis de froid, selon qu'ils sont en mouvement ou en repos.

Jusqu'à présent il n'y aurait là que les causes, à la vérité les plus classiques, d'affections rhumatismales. Mais, dans l'espèce, leur action se localisera de préférence sur les méninges du cerveau et de la moelle. En effet, il est rationnel d'admettre un assez haut degré de surexcitation cérébrale chez des individus placés dans les fâcheuses conditions morales que j'ai indiquées, et l'on sait qu'il n'y a pas loin de l'orgasme, compatible avec l'intégrité des fonctions, à l'irritation morbide.

En second lieu, il est une proposition sur laquelle les pathologistes sont d'accord, à savoir que les fatigues musculaires, les exercices violents et excessifs, disposent aux maladies de la moelle épinière et de ses enveloppes.

Je termine ce paragraphe dans lequel je crois avoir démontré que la maladie qui fait le sujet de ce travail n'est autre chose qu'*une inflammation* DE NATURE RHUMATISMALE *des méninges cérébro-spinales.*

§ 5. *Prophylaxie.*

Si j'ai réussi à faire pénétrer dans l'esprit de mes confrères les convictions qui me dominent sur l'essence de la méningite, et si l'on consent à donner à cette affection, dans le cadre nosologique, la place qu'elle doit occuper, selon moi, dans la classe des *rheumatoses* (HUFELAND), on ne contestera pas la légitimité des moyens préventifs que je vais énumérer très-succinctement et qui découlent *ipso facto* du point de vue étiologique que j'ai tâché de faire prévaloir.

S'il appartient au médecin de formuler les règles sur lesquelles doit reposer cette prophylaxie, à d'autres incombe la mission et le devoir de les mettre en harmonie avec les exigences du service militaire. Ces préceptes peuvent se traduire ainsi :

1° Préserver les jeunes soldats de l'exposition trop prolongée aux intempéries et aux vicissitudes atmosphériques. Pour atteindre ce but, il conviendrait que les exercices eussent lieu dans des salles closes affectées à cette destination.

2° Graduer avec soin les fatigues corporelles.

3° Leur épargner les réprimandes trop sévères et les punitions pendant les premiers mois de leur incorporation, afin de ne pas exalter la tendance qui les porte aux passions tristes.

Il serait oiseux d'ajouter que, si ces précautions sont utiles en temps ordinaire, elles acquièrent surtout une importance capitale pendant le règne d'une épidémie de méningite.

§ 6. *Thérapeutique.*

Sur ce chapitre, je n'aurai à exposer que quelques généralités qui m'ont été suggérées par l'observation clinique et la méditation. Je les soumets aux praticiens avec toute la réserve que commande un sujet de cette importance et sur lequel l'expérience n'a pas encore prononcé. Mais un peu de témérité n'est-elle pas permise dans des circonstances où les sentiers battus aboutissent fatalement à l'insuccès? *Melius anceps quàm nullum.* Si cette maxime justifie quelquefois une vue *à priori*, c'est à plus forte raison quand elle est appliquée comme ressource ultime, et qu'il s'agit de substituer à des médications radicalement impuissantes une thérapeutique énergique que ne répudient d'ailleurs ni l'analogie ni l'induction.

Voici, condensée sous forme de propositions, quelle serait la conduite que j'adopterais si je me trouvais de nouveau en face d'une de ces épidémies meurtrières qui promènent autour d'elles l'effroi et le deuil dans les familles :

1° Proscription de la saignée générale dans le plus grand nombre des cas, et son remplacement par les émissions sanguines locales, aux tempes, aux apophyses mastoïdes ou à l'anus, selon l'indication particulière.

J'insisterais sur ce moyen avec d'autant plus de persistance qu'il est loin de comporter le danger de la phlébotomie, et que, sans avoir à redouter l'affaissement qui résulte de celle-ci, on peut obtenir des annélides un écoulement de sang continu bien propre à combattre l'élément congestif et à prévenir l'épanchement avec ses suites naturelles, les phénomènes de compression.

2° Application sur le crâne dénudé d'une calotte de vésicatoires.

Chez les sujets très-irritables on pourrait ne recouvrir la surface mise à nu que successivement et par segments qui finiraient par se réunir.

3° Abstention absolue des moyens réfrigérants, à cause de leur antipathie avec la nature probable de la maladie.

4° Cautérisations transcurrentes sur les deux côtés des apophyses épineuses, le long de la colonne vertébrale, en commençant par le haut et en descendant chaque jour plus près du sacrum.

5° Concurremment avec les moyens précédents, déterminer et entretenir une dérivation incessante sur le tube digestif par l'ingestion du calomel à doses purgatives.

6° Subsidiairement faire absorber par le front et la face interne des membres de 24 à 30 grammes d'onguent mercuriel double dans les vingt-quatre heures.

7° Enfin, tenir les malades au régime des affections aiguës graves.

Si je ne m'illusionne, ce traitement est appelé à produire de bons résultats. En tout cas, il trouve sa justification dans les lois les plus sûres de la pathologie générale et dans les plus saines applications de la thérapeutique rationnelle. Puisse l'expérience vérifier mes conjectures et réaliser l'espoir qui m'a inspiré ce travail!

§ 7. *Conclusions.*

I. La méningite cérébro-spinale épidémique doit être rangée parmi les *petites* épidémies. Elle coïncide toujours avec une *constitution catarrhale.*

II. Elle se déclare dans la saison où dominent le froid et l'humidité, et disparaît dès les premières chaleurs.

III. Elle consiste en une phlegmasie *de nature rhumatismale* des enveloppes du cerveau et de la moelle épinière.

IV. L'observation et le raisonnement s'accordent à prouver qu'elle n'est point contagieuse.

V. Elle choisit de prédilection ses victimes dans les recrues.

VI. Elle ne sévit à l'état épidémique que sur les garnisons.

VII. Ses causes sont essentiellement inhérentes à la condition de jeune soldat et peuvent se diviser en *physiques* et *morales.*

VIII. Les causes physiques sont celles qui impriment à la méningite sa nature rhumatismale.

IX. Les causes morales président à la détermination vers les centres nerveux.

X. Les moyens préventifs de la méningite consistent à soustraire le jeune soldat à de trop grandes fatigues, à l'action des intempéries atmosphériques et à l'influence des passions tristes.

XI. Sa thérapeutique, basée sur la doctrine des éléments morbides, peut être scientifiquement instituée du point de vue de la donnée étiologique qui fait l'objet principal de ce mémoire.

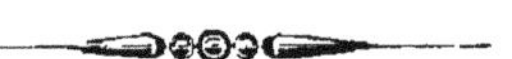

www.ingramcontent.com/pod-product-compliance
Ingram Content Group UK Ltd.
Pitfield, Milton Keynes, MK11 3LW, UK
UKHW021031220726
13924UKWH00001B/249